BLOC-NOTES DIÉTÉTIQUE

L'USAGE DES PRATICIENS

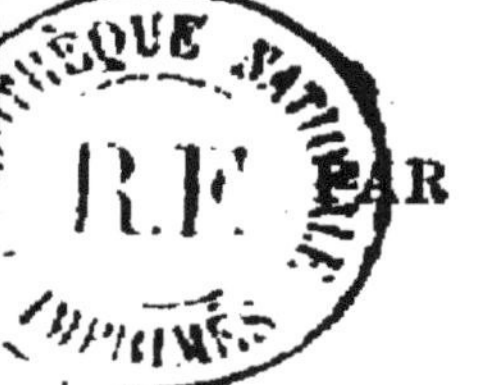

PAR UN MÉDECIN PRATICIEN

TRADUIT SUR LA SEPTIÈME ÉDITION ALLEMANDE

AVEC L'AUTORISATION DE L'AUTEUR

Par le Dr E. VOGT

Secrétaire de la Société de Thérapeutique.

PARIS

LIBRAIRIE C. REINWALD

SCHLEICHER FRÈRES, ÉDITEURS

15, RUE DES SAINTS-PÈRES, 15

1897

ALIMENTATION DE L'ADULTE

Pour l'alimentation quotidienne de l'adulte en bonne santé, il faut par kilogramme de poids du corps.

Au repos	30 à 35	calories.
En cas de travail peu fatigant	35 à 40	—
— — moyen	40 à 50	—

Il faut tenir compte, dans ces calculs, de l'état de la nutrition du sujet au moment de l'expérience et des échanges nutritifs de la période précédente. Les calories sont fournies par les aliments et les boissons.

1 gramme d'albumine donne	4^{gr},1	calories.
(1 gr. d'azote équivaut à	6 ,25	d'albumine).
1 gr. d'hydrocarbure donne	4 ,1	calories.
1 gr. de graisse	9 ,3	—
1 gr. d'alcool	7 ,0	—

L'alimentation doit s'effectuer dans les proportions suivantes : graisse, 1 ; albumine, 2 ; hydrocarbures, 10.

Il n'est pas possible de se passer d'albumine à la longue, sans danger pour l'organisme. La ration d'entretien en albuminoïdes se monte à un chiffre de 50 à 100 gr. pour un travailleur robuste, bien nourri (118 gr. d'albumine, 56 gr. de graisse, 500 gr. d'hydrocarbures en 24 heures). Pour provoquer l'amaigrissement, il y a lieu de réduire la proportion des graisses et des hydrocarbures : pour provoquer l'engraissement, cette proportion doit être augmentée. L'alcool n'est pas un aliment. En cas d'affections fébriles aiguës, il faudra (les premiers jours exceptés) fournir à des sujets maigres environ 25 calories, à des sujets gras 20 calories au moyen de l'alimentation : dans les affections fébriles chroniques on montera à 35 calories.

Composition des aliments (chiffres calculés pour 100 grammes de chacun d'eux).

Aliments.	Albumine. %	Graisse. %	Hydrocarbures. %		Valeur en calories.
Viande de porc grasse	14	37	—		400
Jambon	25	36	—		437
Lard maigre	10	76	—		748
Cervelas	18	40	—		446
Viande de bœuf maigre, crue	18	0,9	—		82
— — crue un peu grasse	21	5	0,5		134
— — crue, grasse	17	26	—		311
— — rôtie	31	7	—		192
— — bouillie	22	5	—		136
Viande grasse de bœuf ou de mouton	17	29	—		337
Langue de bœuf fumée	24	32	—		396
Viande de veau crue	19	7	—		143
— — rôtie	15	5	—		107
Oie grasse	16	30	—		345
Œuf (chaque œuf pèse de 40 à 45 gr).	6,25	4,9	—		70
Saumon	22	13	—		210
Anguille	13	28	—		312
Caviar	31	16	—		276
Lait de première qualité	3,6	4	4,8		71
Lait de femme	1,7	3,1	6,2		61
Lait du Dr Gärtner	1,7	3,1	2,4		46
Lait écrêmé	3,2	1,1	4,1		40
Beurre	1	85	0,5		830
Crême	4	23	4		280
Fromage gras	25	30	1,5		381
Fromage de Brie	19	26	1		320
Fromage à la crême	19	41	1		451
Huile végétale	—	100	1		930
Petit pain	9,6	1	60		285
Pain	8,2	0,64	58		277
Pommes de terre bouillies sans la peau	2,1	—	23		103
Légumes	3,5	4,2	20		135
Potages	1,7	1,8	8,3		58
				Alcool.	
Bière	0,56	—	5,5	3,5	49,3
Vin	0,19	—	2,0	4,5	47,5
Café léger	0,25				

Cette édition du bloc-notes diététique contient pour :

1) Épidémie de choléra.......... 3 Feuillets.
2) Catarrhe intestinal........... 5 —
3) Diathèse uratique, goutte, coliques néphrétiques et hépatiques. 5 —
4) Dyspepsie.................. 6 —
5) Dyspepsie acide, convalescence d'ulcère rond.............. 4 —
6) Obésité.................... 3 —
7) Affections fébriles............ 3 —
8) Influenza.................. 5 —
9) Affections nerveuses.......... 3 —
10) Affections chroniques des reins et du cœur................ 4
11) Phtisie pulmonaire........... 5
12) Régime de Prochownick pour préparer un accouchement prématuré artificiel............ 2
13) Rhumatisme chronique........ 3 —
14) Blennorrhagie (sexe masculin). 6 —
15) Diabète sucré............... 2 —
16) Régime type de v. Noorden... 2
17) Entéroptose de Glénard....... 2 —

Chaque feuillet est destiné à être détaché et à être remis ensuite au malade ou à son entourage.

Pour rédiger un menu spécial, il faut tenir compte :

a) De la liste des aliments, des condiments et des boissons, permis et défendus.

b) Des quantités d'aliments prises à chaque repas et du total de ces quantités.

c) De la manière d'accommoder les aliments et de la température à laquelle ils sont absorbés.

d) De l'heure des repas.

Il a paru, en dehors du bloc-notes ci-joint, des blocs séparés pour chacune des maladies ci-contre énumérées. Chaque bloc contient 30 feuillets; chaque bloc est vendu au prix de : ***40 cent.***

Autres blocs parus :

Épidémie de choléra.
Catarrhe intestinal.
Diathèse uratique, goutte, coliques néphrétiques et hépatiques.
Dyspepsie.
Dyspepsie acide, convalescence d'ulcère rond.
Obésité.
Affections fébriles.
Influenza.
Affections nerveuses.
Affections chroniques des reins et du cœur.
Phtisie pulmonaire.
Régime de Prochownick pour préparer un accouchement prématuré artificiel.
Rhumatisme chronique.
Blennorrhagie (sexe masculin).
Diabète sucré.
Régime type de v. Noorden.
Entéroptose de Glénard.

Nº

Permis :

Potages : Tous les potages chauds à l'eau, au bouillon, aux herbes et à la farine.

Poissons : Tous les poissons frais, mangés chaud, pas de caviar ni d'huîtres.

Viande : De toute espèce, à condition qu'elle soit fraîche au moment d'être bouillie, rôtie ou braisée. Hâchis, fricassées, ragoûts.

Œufs.

Farineux préparés le jour même.

Légumes et fruits frais et cuits du jour.

Graisses : Graisses d'oie, saindoux, beurre et graisse de bœuf fondus du jour.

Boissons : Bière, vin, spiritueux, eau bouillie, eaux minérales naturelles, café, thé, cacao.

Défendu :

Toutes les pâtisseries non préparées à domicile, eau non bouillie, lait cru, beurre, crème, fromages, tous les mets froids, la salade.

La contagion s'effectue par le tube digestif. Les germes sont détruits par la cuisson à 56° c., la désinfection, le lavage à l'eau bouillie. Il ne faudra donc jamais se servir d'eau capable de propager la maladie pour les usages culinaires, pour la toilette ou pour le lavage des ustensiles. La contagion par l'intermédiaire des mouches est démontrée par les faits : il faut donc considérer comme contaminés les aliments non mis à l'abri du contact des mouches. Au moindre trouble digestif, faire venir de suite le médecin.

Observations du médecin traitant.

Régime à suivre au cours d'une épidémie de choléra.

Nº

N°

Permis :

Potages au bouillon de poulet, de pigeon, de bœuf, de mouton, de veau, thé de bœuf. Jus de viande, obtenu en soumettant à la presse de la viande de bœuf fraîchement abattu. Riz, orge, gruau d'avoine, sagou.

Viandes : Gelées de viande, peptones, viande râpée fraîche ou à peine saisie. Beefsteak, gibier, riz de veau, cervelle, jambon maigre cru ou cuit, volailles.

Œufs à la coque ou mollets, cuits durs, hachés.

Pain et farineux : Pain rassis, rôti, biscuits de froment ramollis, macaroni, riz, farines lactées, bouillies au lait et à la farine, au riz, à la mondamine.

Graisses, à condition qu'elles soient digérées facilement.

Entremets : Poudings sans sucre ou édulcorés à la saccharine, à la fécule et aux œufs, omelette au rhum, poudings au lait, crème renversée, flan au riz.

Boissons : En général, peu de liquide : eau, eaux minérales avec ou sans cognac, limonade au citron édulcorée à la saccharine, lait d'amandes, suc de myrtilles sans sucre, Porto, Xérès, Bordeaux, vin de Hongrie sec, cacao, punch au lait ou au thé, thé.

(Éviter les refroidissements, surtout de la région abdominale, ainsi que l'humidité aux pieds.)

Défendu :

Lait, pois et haricots, toutes les boissons qui fermentent facilement, telles que la bière, les sirops; pain frais, viandes salées et fumées, poissons, aliments marinés, viandes de boucherie ou volailles grasses, fritures, bonbons. Tous les fruits sauf les raisins, sans peau ni pépins.

(Le sucre et les farines fines, absorbés *en abondance*, provoquent des fermentations dans l'intestin; ce processus donne naissance à des acides gras qui irritent l'intestin.)

Observations du médecin traitant.

Catarrhe intestinal.

N°

Nº

Permis :

Potages : Potages clairs au bouillon, potages maigres, soupes aux herbes.

Poissons de toute espèce. Huîtres, coquillages, caviar.

Œufs crus, à la coque, cuits durs.

Viande et volaille, gibier, jambon, peptones, graisse beurre.

Légumes et farineux : Légumes frais, légumes d'hiver bouillis, blanchis à l'eau salée, qu'on fait revenir au beurre fondu, salades fraîches assaisonnées au jus de citron, radis roses et noirs, champignons. Peu de pain.

Dessert : Fruits crus et cuits, fromage, poudings légers au lait et à la fécule. Confiture de cerises, de fraises, de citrons.

Boissons : Jamais froides, dégourdies, abondantes (se régler sur l'excrétion urinaire) eau et eaux minérales, un peu de vin rouge vieux si nécessaire. Crème et lait. Thé et café légers. Infusion de grains torréfiés.

Défendu :

Plus de 3 repas par jour. Tout excès d'alimentation, les grands dîners, les soupes épaisses, les sauces vinaigrées et les roux, les pommes de terre, les tomates, l'oseille, les épinards, les marrons, les épices, les conserves, les pâtés, les poudings, la pâtisserie, les pâtés au beurre, le sucre, le chocolat, les spiritueux, le vin, surtout s'il est doux, la bière, le tabac, le café. On ne doit jamais se servir de vinaigre pour la préparation des aliments.

Bien surveiller les troubles digestifs. « On doit garder une certaine mesure dans l'alimentation solide et liquide, ne pas manger plus que l'estomac ne peut digérer, ni moins que la quantité nécessaire à l'organisme pour entretenir les forces. »

Observations du médecin traitant.

Diathèse uratique, goutte, coliques néphrétiques et hépatiques.

Nº

N°

Permis :

Potages : Potages clairs, jus de viande, bouillon, thé de bœuf, soupes au gruau.

Poissons : Sardines, caviar, brochet, truite, églefin, sole.

Viande : Peptones, viande de bœuf hachée ou râpée, crue ou légèrement rôtie, riz de veau en purée dans du bouillon, poulet bouilli, pigeon, jambon fumé cru et râpé, chevreuil, perdreau, roastbeef, rôti de veau et de mouton.

Œufs frais et à la coque, battus avec du vin ou du cognac.

Pain et farineux : Farines lactées, biscuits anglais ramollis, biscuit non sucré, bouillies au lait, macaroni, sagou, pain rassis en petite quantité avec un peu de beurre frais.

Légumes et fruits : Purée de pommes de terre, choux-fleurs, petits pois nouveaux, épinards, carottes, asperges, céleri, fruits mûrs, crus ou cuits ; tous ces mets en petites quantités.

Boissons : Eau, 1/2 litre d'eau chaude 1 heure avant le repas, lait, eau gazeuse, café léger, crème, thé au lait, koumis, Bordeaux.

Défendu :

Soupes épaisses, fritures, viande trop grasse ou trop dure, oie, dinde, saumon, anguille, tous les aliments contenant du sucre, quenelles, pâtisseries au beurre, salades vinaigrées, raifort, marrons, pommes de terre, conserves, dessert, vin et bière, liqueurs, épices fortes et sauces.

Les dyspeptiques mâcheront lentement, ne mangeront et ne boiront ni trop chaud ni trop froid, éviteront la compression de la région stomacale après les repas, se reposeront avant le repas, mangeront à heure fixe, ne participeront pas à des récréations excitantes, se coucheront avant minuit : ils devront bien soigner leurs dents.

Observations du médecin traitant.

Dyspepsie. N°

N°

Permis :

Potages : Thé de bœuf, jus de viande, bouillon simple.

Viandes (rangées par ordre de digestibilité) : Peptones, gelées de viande, viande de bœuf hachée ou râpée, crue ou à peine rôtie, purée de riz de veau dans du bouillon, poulet bouilli, pigeon, jambon fumé cru et râpé, chevreuil, perdreau, roastbeef, veau rôti.

Œufs à la coque.

Graisses : Beurre, lait.

Pain et farineux : Pain grillé seulement en petite quantité, mondamine, mélange de malt et de farine de légumineuses, préparations à base d'avoine, farines lactées : plus les hydrocarbures seront finement divisés, et plus ils seront faciles à digérer (purées, farines très fines).

Légumes et fruits : Légumes cuits à l'eau salée, choux-fleurs à la sauce avec un peu de jaune d'œuf et de crème, choux, épinards avec un peu de beurre. Pommes et poires en petites quantités et cuits, fruits conservés dans leur propre jus.

Boissons : Eaux de Vals, de Pougues, de Vichy réchauffées, Bordeaux (un verre), vin blanc sec, infusion de blé torréfié au lait, thé, lait, petit lait.

Défendu :

Vin, bière, spiritueux, fritures, quenelles. Sauces : acides, fortes, à base de farine. Aliments acides, salades, tous les farineux, pommes de terre, châtaignes, pâtés, croûtes au beurre, pâtisserie, café, tabac.

Observations du médecin traitant.

Dyspepsie acide, convalescence d'ulcère rond.

N°

N°

Permis :

Potages : En petite quantité, bouillon de bœuf, mouton, poulet avec addition d'herbes, de viande, de riz de veau.

Poissons excepté l'anguille ou le saumon, caviar.

Viandes en abondance, pot-au-feu, mouton, tous les rôtis, poulets de grain, gibier, jambon, langue, saucisson. (Il est avant tout nécessaire d'assurer l'apport d'albuminoïdes destinés à conserver le taux normal des albuminoïdes organiques.)

Œufs.

Légumes verts frais, comme supplément, suivant la saison, cuits à l'eau salée et au beurre fondu, salades vertes, champignons.

Pain : 100 à 200 gr. par jour, rassis et grillé.

Dessert : Fruits à noyaux, raisins, baies, fromages vieux.

Boissons : En cas de repos au lit et d'exercice modéré à l'air, une quantité quotidienne de 1500 à 1800 centimètres cubes sera nécessaire, en tenant compte du liquide contenu dans le potage, les fruits, etc. Eau, eaux minérales, potages légers au gruau ou à l'orge additionnés de jus de citron, café, thé sans sucre, lait écrémé ayant reposé, surtout quand l'appétit est défectueux, 150 centim. cubes.

Le cas échéant, au repas un verre de vin blanc léger.

Défendu :

Viandes et volailles grasses, liquides alcooliques, bière de Bavière, Champagne doux, spiritueux, substances produisant du sucre, farineux, pommes de terre, poudings, pâtés, pâtisserie et confiserie, sauces sucrées et compotes.

En cas de faiblesse musculaire, repos au lit, massage : dans l'intervalle, promenades au grand air, gymnastique de chambre hygiénique, lavages et enveloppements du corps à l'eau froide, bains. Au bout de la première quinzaine, se contenter d'une perte de poids de 500 gr. par semaine. La prudence est de rigueur chez les cardiaques, les diabétiques, les bronchitiques et les aliénés. La cure sera dirigée par le médecin qui devra voir son patient au moins tous les huit jours. Examen régulier des urines, au point de vue du sucre et de l'albumine.

Observations du médecin traitant.

Obésité. N°

N°

Permis :

Potages : Soupe à la farine, au vin, à la crème.

Bouillons : De mouton, veau et volaille, gelée de viande.

Viandes : Peptones, jus de viande frais, viande râpée.

Graines, farineux : Crème et eau de riz, orge, avoine, petits pains grillés, biscuits Albert ramollis, purées de pommes de terre, arrowroot, bouillie au lait et au riz, farine de froment.

Lait : Coupé d'eau ou pur, chaud ou froid, ayant reposé (1 à 2 litres par jour), crème.

Boissons : Abondantes, eau glacée ou fraiche en abondance, eaux minérales, limonade au citron, gelée de fruits, koumis, képhir, thé froid, champagne, vins de toutes sortes, lait coupé d'eau de chaux, lait d'amandes, punch aux œufs. Toutes les boissons seront données aussi froides que possible, boissons chaudes dans les cas d'adynamie seulement, café, punch au thé, vin chaud, lait et cognac.

Défendu :

Tous les aliments solides.

Les fébricitants ne doivent pas souffrir de la faim ; on les nourrira donc. L'alcool, ajouté aux albuminoïdes destinés à parer à l'usure organique, empêchera une destruction trop intense des albuminoïdes organiques par le processus fébrile.

Dans la fièvre typhoïde, les prescriptions ci-dessus ne sont pas applicables ; on ne donnera que du lait et des substances alcooliques, avant, et dix jours après la crise. Chez des individus profondément cachectiques, on pourra donner plus hâtivement de la peptone de viande, de la viande râpée, des œufs, des biscuits, de la bouillie à la farine. Dans la convalescence, on ajoutera au menu du beefsteak cru, du jambon haché, de la volaille tendre et du gibier. On pourra permettre le sel et le poivre, mais on défendra l'oignon ou le poireau.

Dans les affections fébriles aiguës, on donnera dans les aliments, les premiers jours exceptés, environ vingt-cinq calories chez les individus maigres, et vingt calories chez les individus gras. En cas d'affections fébriles chroniques, on donnera trente-cinq calories.

Observations du médecin traitant.

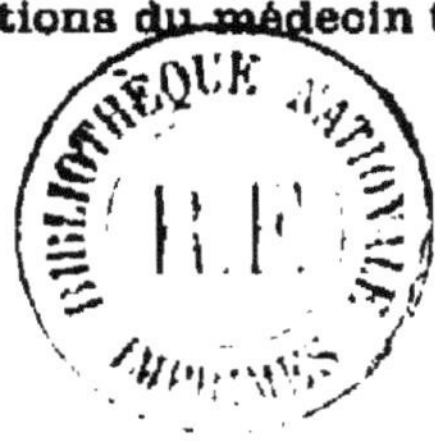

Affections fébriles. N°

N°

Permis :

Potages : Soupes au vin, à la crème, thé de bœuf.

Poissons : Sardines, caviar avec pain grillé et beurre, hareng.

Viandes faciles à digérer, avec un assaisonnement relevé ; viande crue râpée avec poivre, sel, un peu de moutarde ; gelées de viande de veau, de mouton, de poisson, le cas échéant avec un peu d'assaisonnement ; riz de veau en purée ou sauce madère, poulet et pigeon bouillis ou rôtis, chevreuil, roastbeef, rôti de veau, jambon fumé cru ou cuit.

Légumes verts de la saison, légumes d'hiver et conserves de légumes.

Œufs crus et à la coque.

Pain et farineux : Zwiebach sans sucre, biscuits anglais, bouillie au lait, purées de pommes de terre, compotes de pommes et poires peu sucrées.

Boissons : Eau de Seltz, d'Evian, eaux minérales artificielles, café et thé, tisanes de tilleul, de menthe poivrée, de camomille avec ou sans lait, vins et bières forts. Liquides alcooliques chauds, champagne.

Défendu :

sucreries, aliments gras, salades, farineux, quenelles, légumes préparés à la farine.

Observations du médecin traitant.

Influenza. N°

N°

Permis :

Potages au bouillon de bœuf, de mouton, de poulet, additionnés de farine, de riz, d'orge, d'avoine, de sagou.

Poissons de toutes espèces, caviar, huîtres.

Viande : Bien cuite, viande hachée, bœuf, mouton, poulet, gibier, viandes rôties ou à la broche de préférence, additionnées de beurre frais.

Graisses : Crème, beurre, saindoux, lard, huile de foie de morue, en abondance, dans les limites de leur digestibilité.

Œufs.

Pain et farineux : Bouillies, riz à l'étouffée, additionné de bouillon ou de jus de viande, biscuits, omelette au rhum, mondamine, fécule de riz, préparations à base d'avoine.

Légumes : Épinards, choux, cresson de jardin et de fontaine, salades, petits pois, haricots, carottes, salsifis, asperges, tomates, fruits frais et mûrs.

Boissons : Eau et eaux minérales, eau chaude, 1 heure avant le repas, cacao, chocolat, lait, crème, café de grains torréfiés, café avec ou sans lait et sucre, bière bien pasteurisée de bonne qualité, mais sans excès.

Les nerveux se reposeront pendant une heure avant le repas, ils dormiront au besoin à ce moment-là ; après le repas, ils se reposeront sans dormir et ne prendront que peu d'exercice ; ils se coucheront de bonne heure. Le médecin donnera des indications très exactes au sujet de l'heure des repas, de la quantité des aliments. Suralimentation en cas d'amaigrissement, réduction des aliments chez les obèses. Les premiers recevront des corps gras et des hydrocarbures en excès, chez les autres il y aura lieu de diminuer l'apport des corps gras, des hydrocarbures, et des albuminoïdes.

Défendu :

Aliments épicés et acides, sauces, hors-d'œuvre, vins forts vin blanc, spiritueux, café, thé, tabac.

Observations du médecin traitant.

Affections nerveuses. N°

N°

Permis :

Œufs crus, œufs pochés dans du bouillon, œufs durs hachés.

Poissons.

Viande : Peptones, veau, porc, mouton, jambon cru et cuit, œufs au jambon, viande hachée (viandes blanches).

Aliments gras dans les limites de digestibilité.

Pain et farineux : Pain, pain rôti, gruau d'avoine, polenta, crème d'avoine, d'orge, etc.

Légumes : Légumes verts de saison, épinards, asperges, choux, choux-raves, cresson de fontaine, salades, champignons.

Dessert : Gelée au lait, poudings au lait et à la fécule, riz au lait : fruits, fruits cuits.

Boissons : Eaux minérales, eau chaude, lait, lait écrémé et petit lait : la quantité quotidienne sera dans chaque cas déterminée par le médecin, qui se dirigera sur l'excrétion urinaire. Il en sera de même pour les liquides alcooliques.

Régime lacté. Dans le cours du régime lacté rester au lit si possible.

1re semaine : trois fois par jour 160 à 180 grammes de lait de vache écrémé, dégourdi, boire lentement et à intervalles réguliers. Boissons permises : eau commune ou eau de seltz.

2e semaine : quatre fois par jour la même quantité de lait, surveiller constamment les selles.

3e et 4e semaines : même régime, mais en y ajoutant un peu de pain rassis et un hareng ; une fois par jour, au lieu de lait, bouillie à la semoule.

5e et 6e semaines : mêmes régime, en y ajoutant un plat approprié et en supprimant une des rations de lait.

Défendu :

Potages, coquillages, poissons frits, hachis, gibier, viandes noires et rouges, volailles grasses, pain frais lourd, pommes de terre, toutes les conserves, pâtés, gâteaux, glaces, sucreries, fromages, bière, vin, spiritueux, café, tabac.

Observations du médecin traitant.

Affections chroniques des reins et du cœur.

N°

No

Permis :

Potages : Jus de viande, thé de bœuf, bouillon, tous les potages reconstituants que l'estomac peut supporter.

Poissons de toutes espèces, huîtres fraîches, caviar, sardines à l'huile.

Viande : Peptones, viande râpée, beefsteak cru, bœuf bouilli et rôti, mouton, veau, porc, rôtis de toutes sortes, volailles, gibier, œufs au jambon, jambon.

Graisses : Beurre, crème, lard, graisse d'oie, huile de foie de morue, huile de morue avec extrait de malt, peptonisée et mélangée à du lait, huile d'olives, comme succédané de l'huile de morue, 1 quart de litre de lait bouilli avec deux cuillerées à soupe de saindoux.

Plus le point de fusion de la graisse est bas, et plus sa résorption sera assurée (huile de morue par exemple). La graisse est mieux supportée si le malade prend en même temps des alcooliques.

Œufs sous toutes les formes.

Pain et farineux : Pain blanc et bis, riz, gruau d'avoine.

Légumes : s'ils sont supportés par l'estomac, épinards, asperges, salades, cresson, tomates, champignons, fruits toujours avec modération.

Boissons : Eau, eaux minérales, un quart de litre d'eau chaude une heure avant le repas, cognac, eau-de-vie vieille, lait, punch au lait, chocolat, lait de poule, vin, bière, crème, képhir et koumis.

(Pour favoriser l'hématose, il ne faudra pas chercher à obtenir une suralimentation ; le régime sera très varié, et l'on agira avec prudence, pour ne pas provoquer de troubles stomacaux. Il faut en conséquence éviter de donner des quantités exagérées de graisses et d'alcool, surtout le matin. Avant de se coucher et entre les repas, le malade boira une tasse de lait chaud, de crème, du punch au lait, de café, de l'infusion de blé torréfié, etc.).

Observations du médecin traitant.

Phtisie pulmonaire.

No

Régime de Prochownick dans le cas d'accouchement provoqué avant terme.

No

No

Permis :

1er Déjeuner.

2e Déjeuner.

Goûter.

Dîner.

Prescriptions spéciales :

5 à 6 semaines avant le moment choisi pour l'accouchement, on donnera : le matin, une petite tasse de café avec 15 gr. de zwiebach.

A midi : **viandes de toutes sortes,** œufs, poisson préparé ad libitum, le tout jusqu'à satiété, très peu de sauces, un peu de **légumes verts au beurre,** de salade, de fromage.

Le soir : même régime, avec 40 à 50 gr. de pain beurré en plus.

Liquides : 300 à 400 gr. de vin rouge ou blanc léger par jour.

Défendu :

Eau, potages, pommes de terre, farineux, sucre, bière.

Observations du médecin traitant

N°

Permis :

Potages légers.

Poissons : De toute espèce, huitres, coquillages, caviar.

Viandes : Éviter tout excès. Bœuf, mouton, gibier, volailles.

Œufs : Sous toutes les formes.

Graisses.

Pain et farineux : Éviter tout excès, pain blanc et bis, pain de Graham.

Légumes verts, épinards, cresson, salades, andives, choux, haricots, petits pois tendres, champignons, radis, raifort, légumes conservés.

Dessert : Poudings légers au lait, à la fécule et aux œufs, crème fouettée, tous les fruits, surtout les fruits acides, fromages maigres.

Boissons : Eau, eaux minérales, thé, lait (1), sérum de lait, petit lait, koumis, lait avec eau de chaux, limonade au citron.

(Le cas échéant, régime lacté ou végétarien absolus.)

Défendu :

Fritures, poissons frits, porc, veau, dinde, pommes de terre, toutes les sucreries et pâtisseries, le chocolat, les conserves, la bière et le vin. Toute espèce d'excès dans l'alimentation.

Observations du médecin traitant.

Rhumatisme chronique. N°

(1) Le lait bouilli avec addition d'une farine quelconque sera plus facilement résorbé par l'intestin.

N°

Permis :

Potages légers, soupes à l'eau.

Poissons frais de toute espèce (pas de sauces épicées).

Viandes et volailles fraîches, bouillies et rôties de toute espèce.

Graisses : Beurre, crème.

Œufs : Sous toutes les formes.

Pain et farineux : Sous toutes les formes.

Légumes et fruits : Épinards, choux, haricots, petits pois verts, fruits frais.

Boissons : Au début eau en abondance, lait d'amandes, eau gazeuse, tisanes, café, café de grains torréfiés ; au besoin, un peu d'eau rougie.

Défendu

Bière, spiritueux, vin blanc, tous les aliments et boissons acides, toutes les épices et mets qui excitent l'activité de l'appareil génito-urinaire, huîtres, caviar, céleri, asperges, persil, oignons, poireau, ail, viande fumée, fromage, poivre, moutarde, condiments anglais.

Le malade fera en sorte, les premiers jours, de rester au lit autant que possible, d'aller à la selle chaque jour, et d'éviter toute fatigue corporelle, monter à cheval, à bicyclette, marcher longtemps. Porter un suspensoir, laver souvent le pénis. Éviter le coït et toute excitation génésique. Éviter de beaucoup manger immédiatement avant d'aller au lit, ne pas se couvrir trop la nuit. Le pus blennorrhagique provoque sur toutes les muqueuses (œil, nez, anus, bouche), des inflammations dangereuses ; il faut en conséquence se laver les mains après chaque attouchement du pénis, si possible avec un liquide antiseptique. Détruire de suite l'ouate souillée de pus dans le feu ou en la jetant dans les cabinets. Avant d'injecter, il faut uriner, le liquide injecté sera gardé trois minutes dans l'urèthre.

Observations du médecin traitant.

Blennorrhagie (sexe masculin).

N°

N°

Permis :

Potages : Bouillon pur ou avec addition d'œufs.

Poissons frais, secs, fumés, salés de toute sorte : huîtres, moules, homards, écrevisses, caviar.

Viandes fraîches, fumées, salées de toute espèce (pas de foie), gibier, volailles, saucisson, jambon.

Graisses de toutes sortes, huile de foie de morue comme aliment d'épargne, crème aigre ou douce, beurre.

Œufs sous toutes les formes, au jambon, aux poissons fumés.

Pain et farineux : Pain de gluten, de soya, d'amandes, aleuronate, biscuits d'inuline.

Légumes : Choux-fleurs frais, épinards, choux de Bruxelles, choux raves, haricots verts, asperges, topinambours, salsifis, laitue, cresson de fontaine et de jardin, andives, salades, radis, champignons, oseille, pissenlit, citrons, choucroûte, assaisonnés sans farine. Sauces au jaune d'œuf et à la crème beurre fondu.

Dessert : Peu de fruits ; amandes, noix, fromage, crème fouettée sans sucre.

Boissons : Beaucoup d'eau, eaux minérales, thé, café, cacao, rhum, cognac (se rappeler que les détaillants ajoutent du sucre de raisin aux spiritueux, donc chercher à se procurer ces derniers non adultérés), Bordeaux, Bourgogne, vin blanc sec léger, tisane de feuilles de myrtille. (Pour sucrer, saccharine, 3 centigrammes pour 1 tasse de café.)

(Permis à l'occasion : bière de Pilsen, bières amères, lait, koumis, képhir, pain grillé : étudier la tolérance individuelle.)

Défendu :

Sucre, miel, farine et pain, sagou, tapioca, haricots et congénères, céréales, racines, carottes, pommes de terre, rhubarbe, céleri, concombres.

Tous les fruits, marrons, chocolat, bière. Champagne, vins et liqueurs sucrés, pâtisserie et confiserie.

Surveiller l'alimentation en cas d'amaigrissement rapide et de perte de l'appétit. Analyse quantitative du sucre à faire régulièrement.

Observations du médecin traitant.

Diabète sucré. N°

Nº

(Régime sans hydrocarbures, pour permettre d'étudier chez les diabétiques la tolérance vis-à-vis des hydrocarbures, en donnant au patient du lait ou du pain en sus du régime. Voir : C. v. Noorden, *Die Zuckerkrankheit und ihre Behandlung*).

1er Déjeuner : 200 centim.³ de thé (préparé avec 5 gr. de feuilles de thé), avec 2 cuillerées à café de crème.

2e Déjeuner : Deux œufs avec 20 gr. de lard maigre, préparés sur le plat.
1 petit verre de kirsch.
1/4 litre d'eau gazeuse à l'acide carbonique.

Midi : 200 centim.³ de bouillon clair avec un œuf poché : environ 100 gr. de poisson bouilli avec 15 gr. de beurre fondu (ou encore 100 gr. de bœuf bouilli avec 60 à 80 gr. de salade ordinaire, d'andives, de laitue, de concombres avec peu de vinaigre et environ 20 gr. d'huile d'olives par personne). Environ 150 gr. de rôti avec des légumes verts cuits à l'eau salée et avec beaucoup de beurre (15 à 20 gr. par personne).
20 gr. de gruyère avec 5 gr. de beurre.
60 centim.³ de café noir (sans lait ni sucre).
1/2 bouteille de vieux vin rouge : eau gazeuse à discrétion.

Après-midi : 100 centim.³ de thé.
1 œuf à la coque.

Soir : 200 gr. de viande froide avec de la salade (comme ci-dessus) ou une quantité équivalente de volaille.
2 sardines à l'huile.
1/3 litre de vin avec eau gazeuse à volonté.
(Environ 200 gr. d'albumine et 100 à 135 gr. de graisse.)

Observations du médecin traitant.

Régime type de v. Noorden.

Nº

Entéroptose de Glénard.

N°

3 périodes : 1° *Atonie gastrique.* — 2° *Gastroptose.* — 3° *Entérosténose.* Tous les aliments digérés dans la 3e période le sont dans la 2e, et tous ceux de la 2e dans la 1re.

Les points d'interrogation se rapportent à des aliments qui, s'ils sont tolérés, indiquent ou bien qu'il ne s'agit pas d'une entéroptose, ou bien que celle-ci est guérie. En tous cas, ce sont les premiers à supprimer à la moindre menace de rechute.

N°

Permis (1) :

Potages : 1° Tous les potages.

Poissons : 1° et 2° Tous les poissons, sauf les exceptions ci-dessous.

Œufs : 3° A la coque ou crus. 2° et 1° Sous toutes les formes.

Viande : 3° Crue de bœuf ou de mouton, grillée (roastbeef, gigot, côtelettes de mouton, filet). 2° Viande rôtie de bœuf mouton, veau et poulet, jambon maigre. 1° Viande bouillie, gibier rôti non faisandé, pigeons, cervelle.

Légumes : 2° Légumes verts très cuits accommodés à l'anglaise. 1° Purée de lentilles ou pommes de terre, riz, carottes, salade.

Farineux : Pâtes d'Italie.

Pain rassis.

Lait et fromages : 2° Brie, camembert, Mont-d'Or (faits à point). 1° Gex, gruyère. Laitages, lait bouilli pur, lait cru.

Dessert et fruits : 3° Raisins, fruits très mûrs. 2° Pommes cuites, compotes. 1° Confitures (?).

Boissons : 3° Café au lait (1/3 lait, 2/3 infusion de café), café, thé, eau, eau aiguisée de cognac, champagne (?). 2° Chocolat, bière, cidre (?), vin blanc (?). 1° Vin rouge très étendu d'eau, vin rouge pur.

Défendu :

Tout ce qui n'est pas porté sur le tableau ci-dessus, ainsi que les poissons suivants : saumon, anguille, maquereau, morue.

Observations du médecin traitant.

(1) Dans chaque paragraphe, les aliments sont rangés par ordre de digestibilité ; le malade en voie d'amélioration passera d'un aliment au suivant dans l'ordre où ils sont inscrits.

TYPOGRAPHIE FIRMIN-DIDOT ET Cie. — MESNIL (EURE). — 6487.

www.ingramcontent.com/pod-product-compliance
Ingram Content Group UK Ltd.
Pitfield, Milton Keynes, MK11 3LW, UK
UKHW021101270726
13994UKWH00009B/1735

9 782329 311968